RECHERCHES
ET
CONSIDÉRATIONS
SUR
LA DÉGÉNÉRESCENCE TUBERCULEUSE EN GÉNÉRAL,
ET SUR CELLE DES GLANDES BRONCHIQUES
EN PARTICULIER;

Mémoire couronné par la Société Médicale d'Émulation;

PAR A. BERTON,

DOCTEUR EN MÉDECINE DE LA FACULTÉ DE PARIS, ETC.

Opinionum commenta delet dies
naturæque judicia confirmat.
CICERO, *de Natura Deor.*

PARIS.
IMPRIMERIE DE CASIMIR,
RUE DE LA VIEILLE-MONNAIE, N° 12.

1830.

RECHERCHES

ET

CONSIDÉRATIONS

SUR

LA DÉGÉNÉRESCENCE TUBERCULEUSE EN GÉNÉRAL,

ET SUR CELLE DES GLANDES BRONCHIQUES
EN PARTICULIER ;

Mémoire couronné par la Société Médicale d'Émulation ;

PAR A. BERTON,

DOCTEUR EN MEDECINE DE LA FACULTÉ DE PARIS, ETC.

Opinionum commenta delet dies
naturæque judicia confirmat.
CICERO, *de Natura Deor*

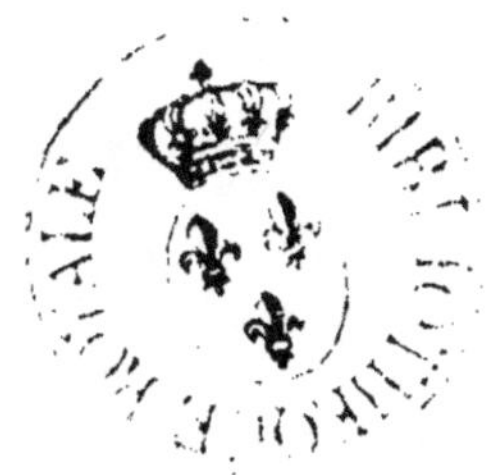

PARIS.

IMPRIMERIE DE CASIMIR,

RUE DE LA VIEILLE-MONNAIE, N° 12.

1830.

RECHERCHES

ET

CONSIDÉRATIONS

SUR

LA DÉGÉNÉRESCENCE TUBERCULEUSE EN GÉNÉRAL,

ET SUR CELLE DES GLANDES BRONCHIQUES EN PARTICULIER.

Les glandes bronchiques sont situées autour des bronches et s'étendent depuis la bifurcation de la trachée-artère jusque dans le tissu même des poumons, où elles s'enfoncent en diminuant peu à peu de volume. Leur nombre est inconstant et toujours considérable. L'opinion de Senac et de Portal sur la structure et les fonctions particulières de ces organes, est peu accréditée aujourd'hui, et l'on admet presque généralement qu'il existe, ainsi que le pensait Haller, une parfaite analogie entre ces ganglions et les autres glandes lymphatiques. La coloration de ces dernières présente bien quelques variétés suivant les différentes régions du corps où on les examine; mais celle des glandes bronchiques offre ceci de particulier que, chez l'homme et la plupart des animaux domestiques, elle varie à diverses époques de la vie; ainsi, rougeâtres dans l'enfance, ces glandes deviennent brunes vers l'adolescence; et enfin, chez l'adulte et le vieillard, imprégnées d'une quantité plus considérable de carbone, elles acquièrent une teinte noirâtre.

Elles sont aussi pourvues d'une enveloppe membraneuse ou kyste; elles ont une forme ovoïde, et la consistance de leur tissu est molle; enfin ces organes glanduleux reçoivent pareillement des vaisseaux lymphatiques, savoir : directement ceux du poumon et des bronches, et par anastomose ceux des plèvres, du péricarde, du cœur et des parois de la poitrine.

Les ganglions bronchiques sont susceptibles de s'affecter lorsque des causes morbifiques portent leur action sur le système auquel ils appartiennent, ou sur les organes aux fonctions desquels ils sont associés.

L'inflammation de ces glandes est très-rare suivant Laennec : proposition vraie, considérée d'une manière relative, mais qui ne saurait l'être si l'on veut l'admettre d'une manière absolue. Rarement, en effet, chez les adultes, même après des bronchites et des pneumonies qui se sont beaucoup prolongées, trouve-t-on quelque changement appréciable dans l'état de ces glandes, tandis qu'il n'en est pas ainsi chez les enfants; car rarement, au contraire, dans le jeune âge, les ganglions bronchiques tardent-ils à s'enflammer quand une cause irritante a porté son action sur un organe du sein duquel partent des vaisseaux lymphatiques en relation fonctionnelle avec eux.

Cette inflammation est ordinairement lente, chronique, latente. Sous son influence, le tissu ganglionaire devient, souvent très-manifestement, plus rouge et plus ferme; la glande se tuméfie, se développe, acquiert un volume quelquefois considérable. Les glandes lymphatiques superficielles, chroniquement enflammées, se gonflent, deviennent rénitentes, et sont douloureuses quand on les presse. La situation des glandes bronchiques ne permet pas d'aller à la recherche et de constater l'existence analogue de ce dernier phénomène.

La terminaison par suppuration n'est pas celle que les phlegmasies chroniques, et surtout celles des tissus glanduleux, semblent affecter de préférence. La suppuration des ganglions bronchiques est aussi une suite très-rare de leur inflammation. Je n'ai jamais rencontré de *véritables* (1) abcès de ces glandes. Laennec dit en avoir trouvé dans *un bien petit nombre de cas.*

La dégénérescence tuberculeuse des ganglions bronchiques est un résultat bien plus fréquent de leur phlegmasie. Cette altération particulière fera le sujet principal de ce mémoire.

Je ne connais que depuis peu de mois la thèse que M. Leblond a soutenue, en 1824, sur *la phthisie bronchique.* Mais du reste, sans prétendre avoir fixé le premier l'attention des médecins sur une maladie encore neuve dans les fastes de la science, les recherches multipliées auxquelles je me suis livré, et les observations nombreuses que j'ai recueillies, pendant plusieurs années, à l'hôpital des Enfants malades, me permettront au moins d'ajouter à l'histoire de cette affection quelques faits et quelques considérations qui, peut-être, offriront encore quelque intérêt.

La *phthisie bronchique* est une maladie qui paraîtrait presque réservée à l'enfance. Elle est surtout très-commune pendant la période de cet âge comprise entre les deux dentitions (2), et sévit particulièrement chez les enfants dont la constitution est caractérisée par une grande prédominance du système lymphatique.

---

(1) De la matière tuberculeuse ramollie n'aurait-elle pas été prise quelquefois pour de ces prétendues collections purulentes ?

(2) D'après le relevé des observations que je possède, je puis établir que la fréquence relative de cette affection varie dans le rapport de 3 à 1, suivant qu'on l'observe chez des individus de deux à huit ans, ou de neuf à quatorze ans.

Toutes les causes susceptibles de développer outre mesure l'irritabilité des glandes lymphatiques en général, et des ganglions bronchiques et *pulmonaires* en particulier, disposent ceux-ci à l'inflammation, à la *tuberculisation*. Telles sont toutes les causes susceptibles de développer ce que l'on appelle le vice scrophuleux; telles sont celles sous l'influence desquelles se manifestent les inflammations bronchiques et pulmonaires, etc.

Si, par opposition aux effets de l'air salubre des campagnes, l'on remarque ce qui se passe au milieu de l'air infect des hôpitaux, on voit dans ces derniers lieux toutes les affections tuberculeuses y sévir d'une manière qu'on pourrait appeler endémique. C'est aussi parmi les enfants qui habitent les villes, des endroits resserrés, peu aérés, des lieux froids et humides que s'observe le plus fréquemment la phthisie bronchique.

Ainsi que les ganglions lymphatiques du cou se gonflent, deviennent douloureux, tuberculeux, etc. (ganglite, ganglite tuberculeuse), par suite de l'inflammation gingivale qui accompagne la dentition, par suite d'ophthalmie, d'affections du cuir chevelu, etc.; ainsi que les ganglions mésentériques, souvent aussi chez les jeunes sujets, rougissent, se tuméfient, s'imprègnent de matière tuberculeuse (carreau) par suite d'affections intestinales inflammatoires d'une certaine durée : de même des pneumonies ou des bronchites se prolongent rarement, chez les enfants, sans que les glandes bronchiques ne s'enflamment consécutivement et ne se transforment en tubercules.

Cette grande susceptibilité, en quelque sorte, des glandes lymphatiques en général, et des glandes bronchiques en particulier, vers les premières époques de la vie, peut s'expliquer par l'activité plus grande alors du système lymphatique. Dans l'enfance, ce système paraît être en effet l'agent principal de l'absorption interstitielle (1), fonction qui, pendant la virilité et la vieillesse, paraît être plus particulièrement réservée à l'appareil veineux.

La nécessité de l'inflammation pour la *transformation tuberculeuse* des glandes lymphatiques, a déjà été reconnue (2) et proclamée : l'origine inflammatoire d'une pareille transformation paraît surtout évidente dans la *phthisie bronchique*.

L'étude des lésions des glandes bronchiques permet d'abord de constater l'existence d'un ordre successif et progressif entre l'état phlegmasique et l'état tuberculeux de ces organes. En comparant en effet les résultats cliniques avec les résultats pathologiques correspondants à ces deux états, on remarque qu'à des époques variées répondent des altérations successivement aussi différentes. Relativement à la durée de la maladie, ces époques étant entre elles dans les rapports de 1, 2, 3, à chacune d'elles peuvent se rattacher une des altérations suivantes : 1° coloration plus vive, rénitence, état hypertrophique de l'organe ; 2° les caractères précédents joints à la présence de matière tuberculeuse ; 3° l'absence de toute trace de tissu ganglionaire, partout remplacé par la matière du tubercule. Ainsi c'était le plus ordinairement chez des enfants qui *avaient toussé* depuis environ deux mois que je trouvais les ganglions bronchiques *seulement* enflammés ; c'était après trois ou quatre *mois de toux* que ces glandes

---

(1) Chez les enfants la dégénérescence des ganglions bronchiques et mésentériques rend presque toujours irrésolubles les inflammations intestinales, pulmonaires et bronchiques.

(2) Broussais rapporte à l'inflammation des vaisseaux blancs, les scrophules, les engorgements des ganglions lymphatiques, les tubercules, etc.

m'apparaissaient enflammées et tuberculeuses, et c'était après cinq ou six mois enfin que je ne trouvais le plus souvent à leur place que des tubercules (1).

L'examen des ganglions bronchiques en partie enflammés, en partie tuberculeux, offre le plus grand intérêt. C'est en pareille circonstance qu'il est, pour ainsi dire, possible de surprendre la cause produisant l'effet ; de saisir, comme au passage, la *dégénérescence tuberculeuse* arrivant à la suite d'un travail phlogistique. Alors, en effet, se trouvent diversement unies et combinées des traces évidentes d'inflammation et des productions de matière tuberculeuse. Tantôt on voit cette dernière occuper la place du quart, du tiers, de la moitié du tissu de la glande ; tantôt il ne reste de celle-ci que le kyste, ou à peine quelques vestiges ; la matière tuberculeuse a presque tout envahi. Là où s'est formé ce *tissu accidentel*, le tissu ganglionaire a disparu, et ses débris restants tranchent d'une manière remarquable par leur coloration, par leur texture, sur la substance blafarde à laquelle ils sont accolés. Une ligne de démarcation bien franche ne sépare pas toujours la partie enflammée de celle qui a subi l'altération tuberculeuse ; assez souvent on trouve, vers la limite commune, une espèce de fusion entre elles, due probablement à la dégénérescence commençant vers ce point du tissu ganglionaire.

A en juger donc par ce que l'on observe en pareille circonstance, et contradictoirement à l'opinion des auteurs, qui, récusant la toute-puissance de la phlegmasie dans la production des tubercules (2), ne voient dans ces corps qu'un tissu accidentel *sui generis* naissant

---

(1) Ces moyennes ont été établies sur 180 observations.

(2) Encore dans ces derniers temps Bayle, Laennec, Louis, etc.

et se développant, pour ainsi dire, *capricieusement* au sein des organes, ne serait-on pas porté à soutenir que *la matière du tubercule* est le résultat d'une transformation, d'une dégénérescence organique particulière, suite d'inflammation? sorte de *théorème* d'autant plus admissible que, de nos jours, déjà beaucoup d'anatomo-pathologistes attribuent une pareille origine au tissu squirrheux, qui, le plus souvent, ne présente pas non plus des traces bien visibles d'organisation, et que l'on avait aussi coutume de ranger parmi les tissus *accidentels sans analogues*.

Ce qui a été dit sur la dégénérescence tuberculeuse des glandes bronchiques, est d'ailleurs tout-à-fait applicable à l'altération semblable des glandes lymphatiques du mésentère, du cou, etc., etc., et le résumé suivant d'un certain nombre de faits semble accuser encore l'inflammation dans la production, non-seulement des tubercules bronchiques, mais encore des tubercules pulmonaires (1).

---

(1) Arétée dit en parlant de la pneumonie, et spécialement de la pleuro-pneumonie, *que ceux qui échappent à la suffocation sont long-temps tourmentés par l'ulcère et tombent dans la phthisie*; avant lui, Hippocrate avait émis une opinion semblable sur la pleurésie.

Boerhaave et Stoll distinguaient la pneumonie en vraie et en latente, souvent alors chronique, fréquemment héréditaire et se terminant par la phthisie.

Pujol pensait que les *phthisiques étaient travaillés par la phlogose*.

Mais de telles citations, quoique extraites des écrits d'hommes justement célèbres, ne peuvent guère cependant être invoquées en faveur de l'origine inflammatoire de la phthisie tuberculeuse, si l'on réfléchit que la dénomination de *phthisie* servait à exprimer jadis toute maladie des organes respiratoires avec dépérissement, fièvre hectique, etc., et n'a été réservée que depuis Laennec à l'affection tuberculeuse des poumons. L'énoncé du problème n'a été bien défini, et son fond débattu d'une manière bien franche, que vers ces derniers temps. Morton cependant, qui un des premiers donna au mot tubercule l'ac-

Les ganglions bronchiques étaient rouges, développés, etc., en même temps qu'il existait des traces de.	pneumonie	chez	18 sujets.
	bronchite		10 *id.*
	pleurésie		2 *id.*
	phthisie		2 *id.*

Le tissu de ces glandes était en partie enflammé, en partie remplacé par de la matière tuberculeuse en même temps qu'il existait des traces de.	pneumonie	chez	8 sujets.
	bronchite		5 *id.*
	pleurésie		2 *id.*
	phthisie		4 *id.*

Ces glandes, entièrement tuberculeuses, étaient accompagnées de traces de.	pneumonie	chez	6 sujets.
	bronchite		5 *id.*
	pleurésie		0 »
	phthisie.		25 *id.*

A chacune de ces trois séries doit être rattachée l'idée d'une durée différente de la part des maladies qui ont donné lieu à ces altérations diverses. Ainsi qu'il l'a déjà été établi ailleurs, cette durée moyenne doit être évaluée à deux mois pour les affections rangées dans la première série, à quatre et à six mois environ pour celles placées dans la deuxième et dans la dernière. Dans ce tableau, il est facile de voir que les inflammations du poumon et des bronches (sans complication de

ception que l'on est d'accord de lui réserver aujourd'hui, regardait les tubercules pulmonaires comme provenant de l'inflammation des glandes lymphatiques du poumon, opinion adoptée depuis par Broussais.

tubercules pulmonaires) dominent dans le premier des trois groupes qui le composent; que plus tard (2e série), ces inflammations diminuent en certaine proportion, tandis que les tubercules pulmonaires deviennent plus fréquents; enfin qu'à une époque plus reculée encore (3e série), la phthisie pulmonaire est l'affection la plus commune. J'observerai en outre qu'à l'exception de huit, tous les individus chez lesquels existaient simultanément des tubercules bronchiques et pulmonaires avaient présenté d'ailleurs des preuves cadavériques d'inflammations du poumon, des bronches ou des plèvres; que la plupart, durant leur vie, avaient été disposés aux *rhumes;* que tous, sans exception, avaient *toussé* pendant le cours de leur dernière maladie (... et il est hors de doute, d'après Laennec même, que des bronchites peuvent exister sans laisser de traces après elles).

On a dit, il est vrai, que des tubercules pulmonaires avaient été rencontrés chez des individus qui n'avaient *jamais* eu de bronchites, de pneumonies, etc..., qui n'avaient enfin jamais toussé! Mais est-il possible d'affirmer que, dans les cas même où des tubercules pulmonaires n'ont été précédés ni d'hémophtisie, ni de symptômes d'inflammation des organes respiratoires, il n'ait pas existé néanmoins un état antécédent de phlegmasie ou de congestion, consistant dans des pneumonies *partielles lobulaires*, lesquelles peuvent donner lieu aux symptômes d'une simple bronchite très-légère, ou même à aucun symptôme! c'est ce que remarque très-bien M. Andral, et c'est aussi probablement ce qu'avait observé Franck, quand il disait que la pneumonie des enfants se cachait souvent sous des dehors si trompeurs, qu'à l'autopsie, on était fort étonné de trouver les poumons enflammés.

Mais d'ailleurs, en n'admettant même pas ce qui du

reste arrive le plus communément, c'est-à-dire, que la phlegmasie d'un viscère ou de ses annexes ait précédé l'inflammation qui s'est allumée dans les glandes lymphatiques, associées par leurs fonctions à cet appareil organique, l'irritabilité du système lymphatique en général, et des ganglions lymphatiques en particulier, pouvant être augmentée d'une manière primitive, essentielle (tempérament lymphatique, scrophuleux), par suite de ce surcroît d'irritabilité, peut arriver l'inflammation, la *tuberculisation* de ces glandes, et l'on peut concevoir ainsi comment, par une sorte d'extension de la *maladie scrophuleuse*, peuvent se développer des tubercules pulmonaires chez des individus mêmes qui ont été exempts en tout temps d'inflammations pulmonaires, qui enfin n'ont jamais toussé.

Les recherches anatomiques, il est vrai, n'ont pu démontrer l'existence de glandes lymphatiques au sein du tissu pulmonaire. L'on suit bien les glandes qui environnent les bronches jusqu'à leur entrée dans les poumons; mais diminuant alors sans cesse de volume, elles échappent bientôt à la vue. La ténuité des glandes lymphatiques pulmonaires leur permettrait-elle de se soustraire à nos moyens d'investigation? Les granulations décrites par Bayle ne seraient-elles pas elles-mêmes de ces glandes gonflées, hypertrophiées, ayant subi quelque modification morbide (1)? Je serais très-porté à le croire.

Ces granulations, examinées à la loupe, apparaissent

(1) J'ai tenté plusieurs fois d'injecter les vaisseaux lymphatiques qui rampent à la surface de la trachée, dans des cas où les poumons étaient comme farcis de granulations, de tubercules miliaires et de tubercules plus volumineux. La difficulté de trouver, d'isoler, de pi

sous la forme de petits corps obronds, semi-transparents, de couleur grisâtre, de la grosseur environ d'un grain de millet ou de chenevis; ils sont enveloppés par une membrane, à la surface de laquelle se dessinent souvent quelques vaisseaux. La présence de ces corps se lie très-fréquemment à l'existence simultanée d'affections scrophuleuses *proprement dites*, et, ainsi que ces dernières, ils s'observent peu dans l'enfance avant la première dentition, et se rencontrent très-rarement aussi chez les adultes et chez les vieillards. Comme les glandes lymphatiques, les granulations se transforment en tubercules, et cette dégénérescence commence aussi, le plus souvent, par leur partie centrale. Au reste, ce n'est que dans certains cas seulement que ces glandes acquièrent, par suite de la phlogose, le volume qu'on leur connaît, quand elles apparaissent sous forme de granulations : il paraîtrait que plus fréquemment elles se transformeraient en tubercules au fur et à mesure que l'inflammation les aurait gagnées, et sans avoir acquis préalablement un certain degré d'hypertrophie; ce qui expliquerait pourquoi il arrive que l'on rencontre parfois des tubercules très-petits dans un poumon, sans qu'on y trouve de granulations.

Quels sont les symptômes de la phthisie bronchique? Si pour répondre à cette question l'on ne consultait que son imagination, que des idées déjà émises, etc., en se rappelant le siége qu'occupent les ganglions bronchiques, les parties dont ils sont entourés, en songeant

---

quer ces vaisseaux lymphatiques est très-grande; les instruments dont je me servais étaient très imparfaits; aussi mes tentatives ont-elles été sans succès : je ne les cite ici qu'afin d'engager des mains plus habiles à les renouveler.

au volume énorme qu'acquièrent parfois ces glandes tuberculeuses, l'idée de compression ne pourrait manquer de se présenter à l'esprit, et quel nombre de phénomènes remarquables ne pourrait naître de cette cause imaginaire ! Je m'étais en effet figuré que les ganglions bronchiques et les différentes glandes lymphatiques du thorax, développés et tuberculeux, *devaient*, dans certains cas, comprimer quelques gros vaisseaux vers leur origine; que de cette gêne apportée au cours du sang *devaient* résulter quelquefois des dilatations, des hypertrophies de l'organe central de la circulation, etc., etc. J'avoue même qu'un examen plus superficiel, s'il s'était joint à ces idées préconçues, m'aurait infailliblement conduit à l'erreur; voici les faits :

Un enfant entra le 18 juin 1826 à l'hôpital réservé aux malheureux de cet âge. Il était pâle, avait la figure bouffie, les membres infiltrés; il avait eu des *croûtes* à la tête, des *glandes engorgées* au cou; il était *malade* depuis long-temps, toussait depuis plusieurs mois.

Respiration gênée, abdominale; oppression très-grande; râle ronflant des deux côtés de la poitrine; battements du cœur forts et très-étendus; chaleur de la peau naturelle; pouls régulier, battant 76 fois par minute..... Tels furent les renseignements que l'on obtint et les symptômes les plus saillants que l'on observa. Cet enfant mourut le 9 septembre suivant.

A l'autopsie, on trouva plusieurs onces d'une sérosité transparente et jaune, épanchée dans les deux côtés du thorax. La surface interne de la trachée et du larynx était injectée; cette coloration ne s'étendait pas jusque dans les divisions bronchiques; mais ces dernières étaient enduites d'un mucus puriforme. Les trois lobes du poumon droit étaient adhérents entre eux; le lobe moyen seul, vers la partie postérieure, était hépatisé ; les deux lobes pulmonaires gauches adhéraient pareillement (adhérences anciennes) ; un seul point, vers la pointe inférieure du lobe supérieur, se précipitait au fond d'un vase plein d'eau. Les ganglions lymphatiques, situés sur les côtés du cou et sur les côtés de la trachée, étaient développés et en partie rouges et tuberculeux ; les ganglions pré et inter-bronchiques étaient très-volumineux et entièrement tuberculeux. Le cœur était deux fois gros comme le poing de l'enfant, ses cavités se trouvaient remplies de caillots de sang d'un noir violet ; des tubercules volumineux entouraient l'origine des gros vaisseaux ; d'autres en assez grand nombre étaient placés entre le tronc innominé et la veine-cave ; cependant nulle compression réelle n'en résultait.

OBS. II.

Herpin (Geneviève), âgée de 9 ans, entra le 18 avril à l'hôpital des Enfants malades. Cette petite fille pâle, blonde, faible, avait eu des croûtes à la tête et des glandes engorgées au cou ; elle toussait depuis un an et avait maigri beaucoup depuis 4 mois.

Peau froide, toux fréquente ; pas de sommeil ; battements du cœur étendus et tumultueux ; douleur vers la région précordiale ; pouls petit, fréquent, irrégulier ; extrémités froides ; oppression ; lèvres violettes. La poitrine était sonore mais l'on n'entendait pas d'expansion pulmonaire à droite : mort, le jour de l'entrée à l'hôpital, à 11 heures et demie du soir.

Autopsie.

Volume du cœur très-grand (deux fois le poing de l'enfant) ; dilatation des cavités gauches de cet organe.

Ganglions pré et inter-bronchiques volumineux et

tuberculeux, mais ne comprimant aucun vaisseau.

Il serait inutile de citer longuement ici d'autres observations dans lesquelles les ganglions lymphatiques des bronches, ceux situés sur les côtés de la colonne vertébrale, ceux du médiastin, dans lesquelles les glandes gastro-hépatiques, gastro-spléniques, etc., étaient entièrement dégénérés, avaient acquis un volume très-grand, sans qu'il fût apporté aucune gêne à la circulation.

Des recherches m'ont pareillement convaincu que les ganglions bronchiques, tuberculeux et développés, ne sauraient comprimer au point de les aplatir les tuyaux bronchiques; que par conséquent les dilatations des ramifications bronchiques (assez fréquentes d'ailleurs chez les enfants), ne peuvent être regardées comme un effet secondaire de cette prétendue compression, qui, elle-même, *ne peut s'annoncer ni par un sifflement particulier, ni par une respiration saccadée.*

La douleur pré-sternale appartient plus spécialement à la symptomatologie des bronchites.

Les lésions des glandes lymphatiques des bronches ont pour effet principal de s'opposer à la résolution des phlegmasies des organes de la respiration; de disposer à ces phlegmasies, et de favoriser le développement des tubercules pulmonaires; témoin la ténacité, la lenteur des inflammations de poitrine chez les enfants, si disposés d'ailleurs à ces lésions; témoin la fréquence des récidives à leur âge, et la fréquence toute particulière chez eux des tubercules pulmonaires (1).

Les tubercules une fois développés, l'inflammation

---

(1) M. Guersent pense que les cinq sixièmes des enfants qui succombent dans son hôpital présentent des tubercules. Il croit que, dans les hôpitaux surtout, le tiers au moins des enfants meurent phthisiques.

qui les a produits paraît quelquefois s'éteindre : ils restent comme stationnaires pendant un temps variable, ou du moins leur marche paraît être très-lente; mais sous l'influence de l'inflammation d'un organe voisin, ils font en peu de temps de rapides progrès.

Des tubercules bronchiques peuvent acquérir un volume assez considérable (celui d'un petit œuf de poule, par exemple) sans produire (à cause de leur situation respective) le moindre déplacement autour d'eux. Mais le développement extraordinaire de quelques-uns de ces organes altérés peut cependant occasioner, dans certains cas, le retrait des parties voisines, lorsque la mobilité de ces parties le permet (1).

Les ganglions bronchiques dégénérés contractent en général de nouvelles adhérences avec les parties circonvoisines, ou resserrent seulement leurs adhérences naturelles, et des perforations, s'établissant vers les nouveaux points de contact ou vers les points de contact devenus plus intimes, en sont les suites, pour ainsi dire, habituelles. Toutefois ces ouvertures accidentelles, et par conséquent les phlegmasies ulcératives qui les produisent, ne se manifestent le plus communément qu'après le ramollissement de la matière tuberculeuse. Mais aussi, c'est quand l'organe glanduleux malade ne tend pas à comprimer les parties environnantes; car alors, bien que la période de ramollissement des tubercules (2) soit généralement hâtée par toute inflammation voisine, l'on

---

Bayle, tout en admettant qu'il *meurt surtout beaucoup de phthisiques à cette époque de la vie comprise entre la vingtième et la quarantième année*, croyait que le tiers des enfants succombaient à la phthisie; ce serait le cinquième suivant Sydenham.

(1) C'est ainsi que j'ai trouvé deux fois l'œsophage, visiblement et *seulement* déjeté.

(2) Ainsi que le prétendent certains pathologistes, ne faut-il voir

trouve encore la glande tuberculeuse à l'état de crudité, que déjà ont eu lieu les adhérences et les perforations dont il est question.

Ayant rencontré vers la bifurcation des bronches des kystes revenus sur eux-mêmes, passés à l'état osseux ou cartilagineux, contenant de la matière crétacée, etc., je serais porté à croire que quelquefois la matière tuberculeuse ramollie des ganglions bronchiques puisse être absorbée en partie ou en totalité. Mais dans la grande majorité des cas, cette matière tend à être évacuée par les perforations qui s'établissent ainsi qu'il a été dit plus haut. Ces ouvertures qui lui donnent passage se remarquent principalement sur les bronches (ce qui du reste se conçoit aisément, d'après les rapports anatomiques de ces tuyaux aérifères avec les ganglions bronchiques); mais cependant elles s'observent aussi vers d'autres points. Ces différents résultats, ainsi que les phénomènes, les terminaisons et les accidents divers qui s'y rattachent, vont être exposés au moyen et à la suite des observations suivantes (1).

OBS. I.

Perforation d'une division bronchique.

Copa (Catherine), âgée de six ans, fut admise le 12 juillet 1827 à l'hôpital des Enfants. Cette petite fille,

---

autre chose que l'effet de la mortification du tubercule dans le ramollissement de celui-ci ? La vie ne semble-t-elle pas bien plutôt présider encore à cette sorte de fonte purulente ? J'ai introduit un *tubercule cru* dans le tissu cellulaire sous-cutané d'un animal. Ce tubercule a produit l'inflammation et la suppuration des parties vivantes qui l'entouraient, mais il ne s'est point *ramolli*.

(1) Pour éviter de trop longs détails, je ne donnerai qu'un aperçu des symptômes principaux des maladies.

pâle, maigre, chétive, était *très-sujette à s'enrhumer;* elle toussait depuis deux mois, lors de son entrée à l'hôpital.

Pouls, 110 pulsations par minute; peau chaude; râle crépitant inférieurement et du côté droit de la poitrine; matité à la percussion pratiquée vers ce point; l'expansion pulmonaire était d'ailleurs moins franche à droite que du côté gauche de la poitrine; toux fréquente, profonde; pas d'expectoration; oppression très-grande : faiblesse extrême; mort le 10 octobre 1827.

Autopsie. Plusieurs adhérences, et qui paraissaient anciennes, réunissaient à droite les deux feuillets de la plèvre et les trois lobes du poumon; le poumon droit offrait des traces nombreuses de *pneumonies partielles,* et des tubercules en assez grand nombre existaient dans son tissu. Des tubercules moins nombreux et quelques traces de phlegmasie étaient disséminés dans le poumon gauche. La membrane muqueuse de la trachée et des bronches était injectée, mais seulement dans l'intervalle des cerceaux cartilagineux. Les bronches contenaient quelques mucosités visqueuses et rougeâtres. Les ganglions pré et inter-bronchiques étaient volumineux et tuberculeux. Une masse considérable, résultant de la réunion de plusieurs de ces ganglions tuberculeux, existait au-devant des bronches droites; nulle compression n'en résultait évidemment; mais une perforation avait établi une communication entre la seconde division de la bronche droite et un ganglion bronchique dégénéré. Les bords de cette ouverture étaient rouges, et elle-même se trouvait en partie bouchée par un grumeau de la matière tuberculeuse ramollie contenue dans le kyste ganglionaire.

OBS. II.

Perforation d'une division bronchique.

Milet (Anastase), âgé de deux ans, fut apporté le 8 juin 1826 à l'hôpital des Enfants. Il toussait depuis quatre mois ; sa maigreur était très-grande, sa faiblesse extrême ; il ne marchait pas encore. Cet enfant n'avait eu, du reste, ni croûtes à la tête, ni glandes engorgées au cou.

Pouls fréquent et petit ; peau froide ; toux non accompagnée d'expectoration ; plus tard, diarrhée, dépérissement. La respiration de ce malade avait toujours paru gênée et fréquente, mais nul signe particulier n'avait pu être déduit au moyen de la percussion et de l'auscultation de sa poitrine. La mort survint le 26 juin, à la suite de quelques mouvements convulsifs généraux.

Autopsie. Quelques cuillerées de sérosité transparente étaient contenues dans la grande cavité de l'arachnoïde ; la voûte à trois piliers et la cloison étaient peut-être un peu molles ; les ventricules latéraux renfermaient environ une demi-once de sérosité.

Thorax. La membrane muqueuse des voies aériennes était pâle dans toute son étendue. Les ganglions pré et inter-bronchiques avaient acquis, pour la plupart, le volume d'une grosse noix ; cinq à six de ces ganglions, entièrement transformés en tubercules, présentaient vers leur partie centrale quelques stries rouges, qui semblaient être les derniers vestiges du tissu ganglionaire. Vers la racine du poumon droit, à la partie interne et inférieure du lobe supérieur, et dans le tissu pulmonaire même, furent trouvés deux ganglions volumineux et tuberculeux, accolés à une division bronchique droite qui présentait une perforation de trois à quatre lignes d'étendue. Cette ouverture, dont les bords étaient pâles et frangés, établissait une communication entre le tubercule et le rameau bronchique. La matière tuberculeuse de la glande dégénérée s'écrasait encore très-difficilement sous le doigt. Une portion du tissu du même lobe pulmonaire, celle qui se trouvait contiguë aux ganglions dégénérés, était hépatisée au premier degré, et se trouvait parsemée de tubercules miliaires. Les deux autres lobes de ce poumon étaient sains. Le poumon gauche présentait quelques granulations disséminées vers la périphérie et le sommet du lobe supérieur.

Vers l'S iliaque et la partie supérieure du rectum, se remarquait une injection sous forme d'arborisations.

Dans la première de ces deux observations, l'inflammation du kyste de la glande, l'adhérence plus intime contractée avec la bronche voisine, et l'ulcération d'où est résultée l'ouverture de communication, etc., paraissent avoir suivi le ramollissement de la matière tuberculeuse; tandis que, dans la seconde observation, ces différents phénomènes semblent évidemment avoir précédé la dernière période d'altération du ganglion dégénéré. Dans le second de ces cas, en effet, la matière tuberculeuse se trouvait dans un état peu éloigné de la période de crudité, et la situation particulière du tubercule permet de concevoir comment, par le fait seul de la compression qu'il tendait à exercer sur l'organe voisin, est résultée d'abord une adhérence plus *immédiate*, plus *serrée* entre son kyste et le tuyau bronchique pressé, et plus tard une ulcération, une perforation vers le point du contact.

De ces faits et de plusieurs autres que j'ai également recueillis, je puis déduire que la *phthisie bronchique*, lors même qu'elle a produit la perforation des bronches, ne donne lieu à aucun symptôme particulier.

Établir au contraire qu'en pareil cas, l'absence de la *pectoriloquie* et l'expuition de fragments de matière tuberculeuse doivent suffire pour éclairer le diagnostic, serait se livrer à des inductions théoriques qui ne seraient que spécieuses. L'observation clinique apprend en effet que les enfants ne crachent presque jamais, mais avalent leurs crachats, et que la *pectoriloquie*, phénomène déjà peu commun chez les adultes, est encore plus rare chez eux; qu'à ce dernier âge l'indocilité et les *criailleries;* l'intensité du bruit respiratoire, la diversité des *râles* qui se succèdent quelquefois instantanément, empêchent d'ailleurs, le plus souvent, de jouir des avantages de l'auscultation.

OBS. I.

Perforation d'une bronche et de l'œsophage.

Moreau (Madeleine), âgée de six ans, fut reçue à l'hôpital des Enfants le 24 juillet; elle avait des glandes engorgées au cou, *s'enrhumait facilement* et toussait *depuis plusieurs mois;* mais depuis huit jours seulement elle était alitée. Depuis cette époque, elle éprouvait de la céphalalgie; elle avait de la fièvre, toussait beaucoup, et de temps à autre elle vomissait.

Stomatite gangréneuse; pouls, 120 pulsations par minute (à son maximum de fréquence). Peu de diarrhée; toux fréquente; pas d'expectoration; râle crépitant et muqueux à droite; matité légère en arrière, du même côté de la poitrine. Mort le 14 août.

Autopsie.

Thorax. Adhérences intimes des deux feuillets de la plèvre vers les deux tiers inférieurs du poumon droit; quelques adhérences semblables existaient à gauche. Le lobe supérieur du poumon droit était postérieurement *hépatisé en gris*. La membrane muqueuse de la trachée et des bronches était généralement pâle. Sur la bronche gauche, à un demi-pouce de la bifurcation trachéale, existait une perforation arrondie, d'une demi-ligne de diamètre, communiquant avec une autre perforation, allongée de haut en bas, à bords lisses et pâles aussi, siégeant sur l'œsophage. Cette dernière avait une ligne et demie d'étendue; elle se trouvait de deux lignes plus élevée que la précédente : elle s'abouchait néanmoins avec elle, mais au moyen d'un kyste intermédiaire, vide, formé d'un tissu résistant, comme fibreux, et dont la surface interne offrait une coloration d'un brun rougeâtre. Ce kyste, dont le diamètre pouvait être évalué à trois ou quatre lignes d'étendue, avait, selon toute apparence, appartenu à un ganglion bronchique dégénéré, dont la matière tuberculeuse ramollie s'était échappée par les ouvertures accidentelles, qui ont été remarquées. La plupart des autres ganglions bronchiques étaient légèrement hypertrophiés et d'un rouge foncé; plusieurs se trouvaient en outre partiellement tuberculeux.

Huit mois avant son entrée à l'hôpital, cet enfant, nous apprit-on, avait été malade; il avait toussé, il avait vomi... Les perforations que nous avons trouvées, et dont les bords n'offraient nulle trace de phlegmasie récente, remonteraient-elles à cette époque?

OBS. II.

Perforation d'une bronche et de l'œsophage.

Thomas (Élisa-Perette), âgée de trois ans, fut admise à l'hôpital le 20 décembre 1827. Elle était affectée d'une luxation spontanée de la cuisse droite. Elle *toussait* et n'était pas bien portante depuis quatre mois; elle maigrissait depuis cette époque, mais depuis un mois *la toux* était beaucoup augmentée.

Dans les premiers temps de son séjour à l'hospice, son pouls ne battait que 96 fois par minute; sa toux était médiocrement fréquente et non suivie d'expectoration; le bruit respiratoire, non mêlé de râle, s'entendait bien partout, et la percussion de la poitrine était également sonore. Plus tard, quelques vomissements eurent lieu; la figure s'altéra; la fièvre augmenta; l'expansion pulmonaire devint peu franche de chaque côté de la poitrine, et s'accompagna d'un peu de râle difficile à caractériser; enfin un flux diarrhéique vint augmenter l'affaiblissement général, et la mort arriva le 28 décembre.

Autopsie.

Thorax. Les ganglions bronchiques étaient volumineux et tuberculeux, quelques-uns ramollis à leur centre. La membrane muqueuse du larynx et de la partie supérieure de la trachée-artère était pâle; celle de la fin de ce canal et des bronches offrait une coloration d'un rouge piqueté. Sur la bronche droite, à un demi-pouce de la bifurcation, existait une large perforation à bords irréguliers et rouges, communiquant directement avec un ganglion bronchique tuberculeux et ramolli, et communiquant aussi, mais d'une manière indirecte, avec l'œsophage au moyen d'une ouverture accidentelle, d'une ligne et demie de diamètre, à bords lisses et colorés en rouge, établie sur ce conduit en regard de la précédente. Les deux poumons contenaient des granulations. Le lobe inférieur du poumon gauche offrait plusieurs traces d'une phlegmasie disséminée çà et là dans son tissu (hépatisation rouge).

Il serait plus que superflu de rapporter encore ici au long deux autres observations tout-à-fait comparables à celles que l'on vient de lire. Ces quatre faits ont été recueillis à l'hôpital des Enfants malades, et pendant le cours des années 1826 et 1827, de façon qu'il est en quelque sorte possible de se faire une idée du degré plus ou moins grand de fréquence de semblables résultats. En effet, le nombre des individus compris annuellement dans le service des maladies aiguës de cet hôpital, est, terme moyen, de trois cents. Sur ce nombre de malades, les deux tiers guérissent, un tiers environ succombe, et chez les quatre cinquièmes de ceux qui meurent, on trouve des lésions du côté des organes de la respiration. Cent soixante individus ont donc, terme moyen, durant les années 1826 et 1827, présenté de semblables lésions; or, comme parmi ces cent soixante individus, chez quatre seulement se sont rencontrées de ces doubles perforations dont il a été question, le rapport de 4 à 160 ou de 1 à 40 peut donc servir à exprimer la fréquence relative de tels résultats.

Rien n'est moins rare que de voir vomir les enfants pendant le cours de presque toutes leurs *affections de poitrine*. Le vomissement ne peut donc être considéré comme le symptôme d'une communication accidentelle établie entre les bronches et l'œsophage. J'étais disposé à croire que, quand il existait *cette disposition morbide*, les liquides avalés, passant de l'œsophage dans les rameaux bronchiques, devaient provoquer des quintes de toux violentes; mais j'ai rencontré un pareil état pathologique sur le cadavre d'enfants, qui, durant leur vie, n'*avaient point toussé après avoir bu;* tandis que j'ai vu des enfants affectés de simples bronchites, éprouver un besoin irrésistible de tousser après avoir avalé quelques gorgées de liquide.

OBS. I.

Perforation de l'artère pulmonaire.

Bervelle (Marie), âgée de 11 ans, avait eu la variole le 14 septembre 1827, et depuis cette époque elle avait conservé de la toux. Elle rentra à l'hôpital des Enfants malades le 14 février 1827; on reconnut alors un défaut d'expansion pulmonaire du côté gauche de la poitrine, de la matité et un peu de râle. Cette jeune fille toussait, mais elle était sans fièvre et conservait assez d'embonpoint. Un vésicatoire avait été placé sur la paroi postérieure et externe de sa poitrine; on lui accordait d'ailleurs la *demi-potion*, et on lui permettait de se lever tous les jours. Le 16 juin, elle était descendue à la lingerie, quand tout à coup, dans un moment de gaîté, elle fut prise d'une hémoptysie qui devint promptement mortelle. La respiration demeura suspendue, et les battements du cœur devinrent imperceptibles aussitôt après l'accident. Les artères brachiales, radiales, carotides continuèrent encore de battre pendant à peu près vingt minutes.

Autopsie le 17.

Cerveau. Rien de remarquable.

Abdomen. Le mésentère, le péritoine ne présentaient non plus rien de particulier. Le tissu du foie était d'une couleur lie de vin, sa consistance molle; la rate était assez volumineuse; son tissu était d'un rouge violacé, peu consistant; à sa surface existaient des granulations blanchâtres, albumineuses, concrètes; dans son épaisseur se trouvaient quelques tubercules miliaires; les reins n'offraient rien d'extraordinaire.

L'estomac, très-distendu, renfermait beaucoup de sang fluide, ou réuni en caillots. La membrane muqueuse de ce viscère ne présentait aucun changement particulier de consistance ou de coloration, et en général tout le canal digestif paraissait exempt de lésions.

Thorax. Le volume du cœur était ordinaire.

A la surface du poumon gauche se remarquaient quelques pseudo-membranes épaisses, résistantes, et selon toute apparence assez anciennes; des granulations étaient répandues dans le tissu de ce viscère; le poumon droit se trouvait pareillement entouré, et surtout vers sa base, de fausses membranes, et ses lobes avaient aussi contracté entre eux des adhérences; les ganglions bronchiques étaient volumineux, et la plupart contenaient de la matière tuberculeuse vers leur centre; chez quelques-uns, cette matière était ramollie, tandis que le tissu de la glande environnant, rouge, rénitent, conservait encore une épaisseur assez grande. La membrane muqueuse de la trachée était pâle; celle des bronches, au contraire, se trouvait fortement injectée. Sur la bronche gauche, au-dessus du point où elle se divise, existait une perforation de trois à quatre lignes de diamètre, communiquant avec une perforation semblable de l'artère pulmonaire, située aussi immédiatement au-dessus du point où ce vaisseau se divise. Ces deux perforations s'abouchaient dans une caverne creusée au milieu de glandes bronchiques agglomérées, tuberculeuses et ramollies. Il ne restait pour dernier vestige de quelques-unes de ces glandes que leurs kystes adhérents à la surface voisine et nullement altérée du tissu pulmonaire.

La perforation de l'artère pulmonaire existait vers sa partie inférieure, tandis que c'était vers le bord supérieur de la bronche gauche que se trouvait l'autre ouverture accidentelle.

OBS. II.

Perforation de l'artère pulmonaire.

Marivain (Augustine), âgée de trois ans et demi, avait eu la rougeole à dix-huit mois; elle n'avait jamais eu de *croûtes à la tête* et de glandes engorgées au cou. Elle entra à l'hôpital le 22 décembre 1826 : elle était alors affectée d'entérite et de bronchite. Après un séjour d'une semaine à l'hôpital, ses parents voulurent l'emmener. Elle *toussait encore :* elle sortit néanmoins, mais rentra le 2 janvier 1827. A cette époque elle toussait assez fréquemment, son pouls était fébrile; toutefois l'attention du médecin était attirée plus particulièrement du côté du *ventre :* qui était douloureux; symptôme accompagné de diarrhée. Tout à coup, le 29 janvier, à six heures et un quart du soir, cette petite malade éprouva une *hémoptysie foudroyante.* Le sang sortit à flots par la bouche et par le nez, et la mort arriva d'une manière instantanée.

Autopsie le 31 janvier.

Thorax. Les ganglions inter-bronchiques, ceux placés au-devant des bronches et sur la fin de la trachée-artère, très-volumineux, étaient transformés en matière tuberculeuse homogène, dense, non ramollie. Toute la membrane muqueuse des voies aériennes présentait une teinte d'un blanc laiteux remarquable. Le poumon droit était parsemé de granulations plus opaques les unes que les autres et faisant saillie à la surface des tranches du poumon incisé. Un petit caillot de sang était logé dans le larynx; un semblable caillot se trouvait arrêté à la bifurcation des bronches, et quelques autres se rencontraient çà et là dans les divisions bronchiques gauches. Le poumon, de ce côté, était adhérent par sa face interne avec le côté correspondant du péricarde, et au milieu de cette adhérence se rencontraient quelques concrétions albumineuses, sous forme de granulations. Mais toujours à gauche et vers le bord postérieur et la partie inférieure et interne du lobe pulmonaire supérieur, existait une adhérence de deux ou trois pouces d'étendue et réunissant les deux feuillets de la plèvre. Sous elle, et dans le tissu pulmonaire situé à sa proximité, se trouvait une vaste caverne (capable de contenir un œuf de poule), tapissée par une pseudo-membrane et entourée par une couche de tissu pulmonaire hépatisé. Cette caverne se prolongeait vers la racine du poumon, et là communiquait avec un kyste bronchique qui lui-même présentait une ouverture béante par laquelle il était facile d'arriver dans le tronc gauche de l'artère pulmonaire, qui se trouvait perforée vers le point où elle se partage pour se diriger vers chaque poumon.

Abdomen. Quelques mucosités, quelques caillots de lait étaient contenus dans l'estomac, dont la membrane muqueuse, vers le grand cul-de-sac de ce viscère, présentait deux ulcérations à fonds pâles, à bords élevés et rougeâtres (grandeur de pièces de cinq sous). Dans le reste de l'étendue de la surface interne de l'estomac, cette membrane, ainsi que dans toute l'étendue en général du canal digestif, n'était point injectée. Les autres organes n'offraient aucune lésion apparente.

Ces deux dernières observations contiennent les détails d'un fait jusqu'alors inouï, je pense, et prouvent qu'aucun phénomène clinique ne peut faire soupçonner le travail morbide dont le terme s'annonce par une catastrophe aussi subite que funeste (1).

La possibilité d'aussi terribles accidents, la marche latente des lésions qui y donnent lieu, l'impuissance trop prouvée de l'art dans les affections *tuberculeuses*, etc..., toutes ces considérations sont bien de nature à aggraver *le pronostic de la phthisie bronchique.*

Si même dans quelques cas (perforation des bronches, perforation de l'œsophage) il est possible de mettre en doute la nécessité absolue d'une fatale terminaison dans cette maladie, et si l'on peut au contraire concevoir (ce qui du reste n'a pas été observé) une sorte de guérison arrivant par suite de l'évacuation de la matière tuberculeuse ramollie, de la contraction, du resserrement, et enfin de la cicatrisation du kyste et des ouvertures fistuleuses, bien des raisons aussi ne doivent permettre de considérer ces prétendues guérisons que comme partielles, incomplètes et non définitives. Rarement en effet quelques glandes bronchiques se trouvent seules affectées; et d'ailleurs l'affection de ces

(1) Afin d'abréger un peu ce mémoire, je ne ferai que mentionner ici deux autres observations : dans l'une un kyste bronchique, contenant de la matière tuberculeuse ramollie, communiquait avec une excavation située dans le tissu pulmonaire voisin, et paraissant résulter d'un abcès. Dans l'autre un pareil kyste communiquait aussi avec un abcès semblable, qui, en s'ouvrant dans la cavité de la plèvre, avait donné lieu à un pneumothorax et à une pleurésie.

glandes, presque toujours consécutive à celle des organes de la respiration, suit ou devance les progrès de celle-ci, de telle sorte enfin que quand, par suite de la phlogose, les ganglions bronchiques sont devenus tuberculeux, souvent à la même époque des tubercules se sont aussi développés dans les poumons (1).

La dégénérescence tuberculeuse des glandes bronchiques est donc une affection toujours très-grave, 1° parce qu'elle peut occasioner les accidents les plus funestes ; 2° parce qu'elle peut rendre irrésolubles les phlegmasies pulmonaires, bronchiques, etc. ; 3° parce qu'elle peut favoriser leur développement, celui des tubercules du poumon ; 4° parce qu'elle peut concourir à l'épuisement du sujet, au développement de la fièvre hectique. Le défaut de signes particuliers, de signes caractéristiques dans cette maladie, est loin de diminuer la gravité d'un tel pronostic.

On ne peut en effet que soupçonner, tout au plus, l'existence d'un état pathologique des ganglions bronchiques. Cependant de telles conjectures acquerront assez de vraisemblance, quand on aura à se prononcer sur l'état de jeunes sujets offrant les caractères du tempérament appelé lymphatique, présentant des signes de ce que l'on nomme le vice scrophuleux, toussant depuis long-temps, affectés depuis deux ou trois mois, ou plus, de bronchite, de pneumonie, etc.

A peine quelques signes rationnels peuvent-ils donc servir à éclairer le diagnostic de la phthisie bronchique, quelle que soit sa période, quels qu'en soient les degrés.

Ce qui précède doit faire assez comprendre toute l'importance de la *prophylaxie* relative à l'affection qui

---

(1) C'est ce que j'ai constaté dans les deux tiers des cas où les glandes bronchiques étaient entièrement transformées en tubercules

nous occupe. Sans rappeler ici les principes hygiéniques sanctionnés par l'expérience, applicables à l'éloignement des causes générales déjà indiquées, j'insisterai particulièrement sur la nécessité de traiter de la *manière la plus complète possible* les phlegmasies pulmonaires, bronchiques et pleurales des enfants ; sur le danger, surtout à leur âge, des résolutions incomplètes. La continuation, judicieusement prolongée, des moyens propres à obtenir la guérison de ces phlegmasies diverses, est d'autant mieux indiquée que c'est encore sur l'emploi méthodique des antiphlogistiques qu'il faut le plus compter pour arrêter tout mouvement inflammatoire, qui amène généralement ou accélère le ramollissement des tubercules. Considération importante, puisque l'on ne peut juger d'avance des degrés d'altération des glandes bronchiques; importante encore, puisque l'on a remarqué la coïncidence fréquente des tubercules bronchiques et pulmonaires, et que l'on sait d'ailleurs que la période de crudité des affections tuberculeuses est susceptible de se prolonger quelquefois pendant long-temps, tandis que l'on ne peut que fonder un espoir très-incertain sur l'attente dangereuse d'une guérison arrivant à la suite du ramollissement des tubercules.

Le traitement curatif de la phthisie pulmonaire serait tout-à-fait applicable à la *phthisie bronchique ;* mais un tel traitement véritablement efficace est encore l'objet de tous les vœux de l'humanité. *Des moyens* innombrables ont été en effet tour à tour vantés, et malgré tous ces prétendus remèdes, et en dépit de tant d'*arcanes* et de *panacées*, cette funeste maladie, véritable fléau, ne cesse de décimer les populations.

Parmi les nombreuses substances que l'on a préconisées contre les tubercules pulmonaires, l'*iode*, dans ces derniers temps, ayant fixé plus spécialement l'attention des praticiens, je me suis livré à quelques recherches sur le mode d'administration et sur les effets de ce médicament. Je terminerai ce mémoire en rapportant ici sommairement les considérations que j'ai présentées sur ce sujet à l'académie de médecine.

Les docteurs Coindet et Brera ont observé d'heureux effets par suite de l'emploi de l'iode et de ses diverses préparations dans les engorgements scrophuleux, dans les ganglites tuberculeuses du cou, le carreau, etc., etc. De tels succès ont probablement engagé plusieurs médecins à tenter l'emploi de cette substance chez des phthisiques. Quoi qu'il en soit, dans toutes ces circonstances, ce médicament était employé en frictions à la surface du derme, ou bien il était introduit dans les voies digestives. Les résultats de cette médication, quoique beaucoup vantés, ont peut-être déjà contre eux d'être en petit nombre ; car faute d'essais suffisamment répétés, tout ce que l'on a dit sur ce sujet est peu concluant. Sans doute l'action irritante que l'iode, même administré à faibles doses, exerce sur le tube digestif, action que dénotent la diarrhée, la chaleur de la peau, la fréquence du pouls, une faim extraordinaire, un amaigrissement considérable, etc., a empêché de renouveler plus souvent de semblables tentatives, non exemptes d'inconvénients dans la phthisie, où l'extrême susceptibilité des voies digestives explique le danger des irritants, danger encore signalé dernièrement par MM. Louis, Chomel et Andral.

Me proposant d'essayer de nouveau les effets de l'iode contre les tubercules du poumon, mais convaincu du peu d'efficacité de cette substance employée seulement alors en frictions, et trop certain du danger résultant de son introduction dans les organes de la digestion, surtout chez les phthisiques, j'ai pensé que par l'inspiration de *vapeurs d'iode*, l'on agirait plus immédiatement, plus efficacement, peut-être, sur les organes malades, tout en évitant de léser les voies digestives. Je me suis rappelé, à ce sujet, que Mascagni disait que si jamais on découvrait un remède efficace contre ces maladies de poitrine, ce serait un de ceux qu'on pourrait appliquer directement au poumon à l'aide de l'inspiration. L'air de la mer que l'on conseillait jadis et que l'on conseille encore aujourd'hui aux phthisiques, ne leur est-il favorable que parce qu'il est chargé de vapeurs iodurées? Est-ce par suite du dégagement de semblables vapeurs que la phthisie est restée stationnaire dans une salle où Laennec avait pu accumuler pendant un certain temps des varecs?... L'expérience seule pourra permettre de se prononcer davantage à cet égard.

Au moyen d'acide sulfurique et d'hydriodate de potasse, j'ai produit un dégagement de vapeurs d'iode que j'ai fait respirer (1) à des individus présentant tous les signes rationnels de la phthisie. En plongeant des animaux dans une atmosphère pareillement chargée de vapeurs iodurées, je m'étais préalablement assuré de l'innocuité de semblables expériences, et j'avais pu constater l'action bénigne, l'impression peu irritante que produit sur les organes de la respiration un air

---

(1) A cet effet, je me servais d'un flacon à deux ouvertures, dont l'une communiquait avec l'air extérieur, tandis que l'autre se joignait à un tube, à l'extrémité duquel le malade appliquait sa bouche, pour respirer. Une certaine quantité d'acide sulfurique étendu avait été préalablement introduite dans le fond de l'appareil, et chaque jour une certaine dose (depuis un quart jusqu'à un demi grain) d'hydriodate de phosphore y était projetée.

Les inspirations devaient se renouveler quatre, huit ou dix fois par jour, et chaque inspiration devait durer quatre ou cinq minutes.

imprégné de telles émanations. Chez deux malades inspirant plusieurs fois par jour des vapeurs d'iode, j'ai vu diminuer très-sensiblement la toux et l'expectoration, la fièvre et les sueurs cesser, l'appétit renaître, s'accroître, et même un peu d'embonpoint survenir. Ces deux femmes toussaient depuis plusieurs mois, avaient eu des hémoptysies : chez l'une il était facile de reconnaître de la matité vers le sommet du poumon gauche. Chez une troisième, maigre, faible, ayant aussi craché le sang, toussant depuis sept mois, sujette depuis lors à une fièvre vespérale, à des sueurs nocturnes, le même mode de traitement a été employé, mais seulement pendant une quinzaine de jours : cependant la toux était déjà moins fréquente, la malade se *sentait mieux*, et une diarrhée qui existait depuis quelque temps semblait décroître : ni angine, ni même sensation de chaleur vers la gorge ne s'étaient manifestées chez aucune de ces malades. L'amélioration qui s'était opérée dans l'état de chacune d'elles me remplissait d'espérance, quand je fus obligé de tout suspendre par suite de la fantaisie qu'il prit à l'une d'elles de sortir de l'hôpital, par suite d'un accident, suite de querelle, arrivé à une autre, et enfin par suite d'un changement survenu dans le service des salles, où j'avais entrepris de soigner ces divers malades, ainsi que plusieurs autres, dont le traitement était à peine commencé alors. Je m'abstiendrai de citer longuement deux autres faits recueillis dans ma pratique particulière : quoique plus complets que les précédents, ils pourraient paraître peut-être encore moins importants; car ils se rapportent à deux individus qui n'avaient présenté que les symptômes d'une simple bronchite chronique, laquelle, du reste, chez l'un et l'autre, avait parfaitement cédé à l'action résolutive des vapeurs d'iode.

Ces essais incomplets peuvent tout au plus permettre de prévoir les bons effets des vapeurs d'iode dans les bronchites chroniques; mais ils ne sauraient rendre moins conjecturale l'*action avantageuse* d'un tel moyen contre les tubercules pulmonaires. L'absence de signes bien positifs dans la phthisie pulmonaire tuberculeuse, et par suite l'obscurité, souvent très-grande, du diagnostic dans cette affection, exigent le concours d'un grand nombre de faits pour donner quelque valeur à des conclusions fondées elles-mêmes sur l'existence d'une telle maladie.

Il faudrait donc de nouvelles et de nombreuses recherches, afin de pouvoir mieux apprécier un *remède* douteux encore, mais dont la nouveauté seule est déjà, en quelque sorte, un mérite dans la thérapeutique en défaut d'une maladie jusqu'à présent incurable.

FIN.

PARIS. — IMPRIMERIE DE CASIMIR,
Rue de la Vieille-Monnaie, n° 12.

www.ingramcontent.com/pod-product-compliance
Lightning Source LLC
LaVergne TN
LVHW012021160826
845678LV00002B/952

* 9 7 8 2 3 2 9 6 5 6 1 3 7 *